LA CELLULE NERVEUSE

ÉTUDES

D'HISTOLOGIE ZOOLOGIQUE

SUR LA FORME DITE MYÉLOCYTE

PAR

JOANNES CHATIN

PROFESSEUR ADJOINT A LA FACULTÉ DES SCIENCES DE PARIS
MEMBRE DE L'ACADÉMIE DE MÉDECINE

AVEC UNE PLANCHE DESSINÉE D'APRÈS NATURE ET GRAVÉE SUR CUIVRE

PARIS

LIBRAIRIE J.-B. BAILLIÈRE ET FILS
19, rue Hautefeuille, près du boulevard Saint-Germain

1890

1902

Ce Recueil paraît deux fois par mois.

On s'abonne sans frais dans tous les Bureaux de poste.

N. B. — Le Secrétariat est ouvert en temps ordinaire de 9 heures du matin à 6 heures du soir et pendant les mois de vacances de 10 heures à 4 heures.

LA CELLULE NERVEUSE

ÉTUDES
D'HISTOLOGIE ZOOLOGIQUE
SUR LA FORME DITE MYÉLOCYTE

PRINCIPAUX TRAVAUX DU MÊME AUTEUR

SUR L'ANATOMIE ET L'HISTOLOGIE ZOOLOGIQUES

Observations sur les glandes salivaires chez le Fourmilier Tamandua; avec deux planches, 1869.

Observations sur la myologie de l'Hyœmoschus; avec trois planches, 1872.

Notes sur l'anatomie de la Civette; avec une planche, 1873.

Recherches pour servir à l'histoire anatomique des glandes odorantes des Mammifères; avec neuf planches, 1873.

Sur les appendices wébériens du Castor, 1874.

Études sur des Helminthes nouveaux ou peu connus; avec deux planches, 1875.

Sur les éléments musculaires des Nématodes, 1877.

Structure et rapports de la choroïde et de la rétine dans le genre Pecten, 1877.

Éléments optiques de la Locuste verte, 1877.

Recherches pour servir à l'histoire du bâtonnet optique chez les Crustacés et les Vers; avec trois planches, 1877-1878.

Sur une forme rare de l'organe hépatique chez les Vers, 1878.

Contribution à l'étude du Tapis, 1878.

Sur la limitante olfactive des Mammifères, 1878.

Recherches histologiques et morphologiques sur le grand sympathique des Insectes, 1879.

Les organes des sens dans la série animale; in-8 de VIII-724 pages, avec 136 figures, 1879.

Du revêtement épithélial de l'otocyste chez les Annélides, 1880.

Observations sur le développement et l'organisation du proscolex de la Bilharzia hæmatobia; avec une planche, 1880.

Histologie du névraxe chez les Géphyriens armés, 1881.

Notes anatomiques sur la Linguatule du Caïman; avec une planche, 1882.

De la structure du noyau dans les cellules de bordure des tubes de Malpighi chez les Insectes et les Myriopodes; avec une planche, 1882.

Éléments musculaires des Distomiens, 1882.

De la myéline dans les fibres nerveuses des Lamellibranches, 1882.

La Trichine et la Trichinose; in-8 de IV-260 pages, avec onze planches, 1882.

Recherches pour servir à l'histoire du noyau dans l'épithélium auditif des Batraciens; avec deux planches, 1883.

Structure et développement des bâtonnets antennaires chez la Vanesse Paon-de-Jour; avec deux planches, 1883.

Recherches sur l'Anguillule de l'Oignon; avec deux planches, 1884.

Morphologie comparée des pièces maxillaires, mandibulaires et labiales chez les Insectes broyeurs; avec huit planches, 1884.

Sur les trachées réticulées, 1885.

Recherches sur les organes tactiles des Insectes et des Crustacés; avec vingt-six planches (*Concours pour le Grand Prix des Sciences physiques*, 1885).

Anatomie de la Bilharzie, 1887.

Recherches sur les pièces maxillaires, mandibulaires et labiales des Hyménoptères; avec deux planches, 1888.

De la structure des téguments chez l'Heterodera Schachtii, 1888.

Sur l'homologie des lobes inférieurs du cerveau chez les Poissons, 1889.

5025-89. — Corbeil. Imprimerie Crété.

LA CELLULE NERVEUSE

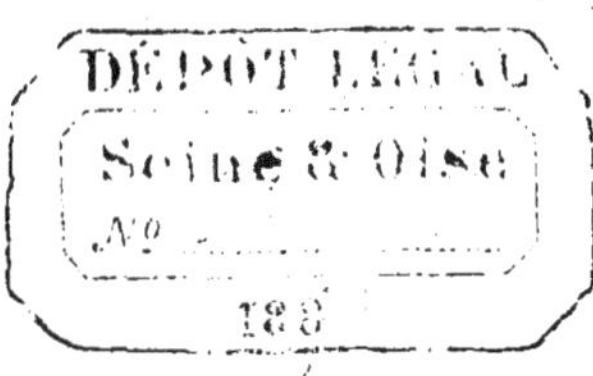

ÉTUDES
D'HISTOLOGIE ZOOLOGIQUE

SUR LA FORME DITE MYÉLOCYTE

PAR

JOANNES CHATIN

PROFESSEUR ADJOINT A LA FACULTÉ DES SCIENCES DE PARIS
MEMBRE DE L'ACADÉMIE DE MÉDECINE

AVEC UNE PLANCHE DESSINÉE D'APRÈS NATURE ET GRAVÉE SUR CUIVRE

PARIS

LIBRAIRIE J.-B. BAILLIÈRE ET FILS
19, rue Hautefeuille, près du boulevard Saint-Germain

1890

Les recherches exposées dans ce Mémoire ont été consacrées à l'étude d'une espèce histologique à laquelle on a accordé durant près de quarante ans une large place dans l'anatomie générale du système nerveux.

Créé par Charles Robin sous le nom de myélocyte (1), ce type avait été présenté comme possédant la plus haute valeur au double point de vue anatomique et physiologique.

Sa constitution eût été, en effet, des plus remarquables, car on le décrivait comme un « noyau libre muni de deux prolongements ». Ses fonctions n'eussent pas été moins dignes d'attention, car elles lui eussent attribué une véritable prééminence sur les autres parties du tissu nerveux dont il eût formé l'élément premier et fondamental. C'est lui qui eût élaboré les impressions pour les élever au rang de sensations, de lui seul eussent émané les divers actes responsifs succédant à ces excitations, etc.

(1) De μυελός, moelle; κύτος, noyau ou granule.

Le myélocyte peut-il encore revendiquer de tels rôles ? Est-on encore en droit de lui reconnaître une pareille signification ? Peut-on même simplement le maintenir sous un nom distinct dans nos cadres histologiques ? Telles sont les questions qui se posent actuellement à l'esprit de tout biologiste soucieux de déterminer exactement le rôle des divers éléments nerveux.

Certains faits révélés par la physiologie et par l'histogenèse permettaient déjà d'élever quelques doutes sur la conception initiale du myélocyte. D'une part on avait constaté que les centres nerveux pouvaient être le siège de perceptions sensitives et d'incitations responsives sans que ces modes de fonctionnement se trouvassent fatalement liés à l'intervention ou même à la présence de la forme dite myélocyte. D'autre part, en suivant l'évolution du tissu nerveux des animaux supérieurs, on avait vu qu'aux premiers stades de leur développement, les jeunes cellules revêtaient un aspect identique à celui du myélocyte, aspect qui se modifiait progressivement à mesure qu'elles tendaient vers leur état parfait. Faciles à observer dans certaines régions du névraxe, ces dispositions pouvaient déjà faire pressentir les véritables affinités du myélocyte et sa parenté histique.

Cette parenté ne s'affirmerait-elle pas si, des Mammifères, sur lesquels elles avaient porté presque exclusivement, les recherches se trouvaient étendues aux Vertébrés inférieurs et aux Invertébrés ? Dans le cas où une telle prévision se justifierait, ce ne serait pas seulement le rôle du myélocyte, mais son autonomie même qui serait ainsi mise en question, et l'on pourrait vraisemblablement en-

déduire d'intéressantes conclusions pour l'histoire générale de la cellule nerveuse.

Tel est le but qui m'a guidé et que je me suis efforcé d'atteindre en suivant les voies de l'histologie zoologique. Par l'étendue de son vaste domaine, par l'infinie variété des types qu'elle nous offre, elle se prête tout particulièrement à de semblables études.

CONSIDÉRATIONS GÉNÉRALES SUR LES MYÉLOCYTES.

Ainsi que je viens de le rappeler, la notion du myélocyte a été introduite en anatomie générale sous une forme assez singulière : tout en présentant le type nouveau comme un véritable élément histique et même comme un élément fondamental, on ne lui reconnaissait pourtant pas la valeur d'une cellule ; il n'était décrit que comme un « noyau libre » muni à ses deux pôles de deux prolongements, d'où les noms de *noyaux nerveux, noyaux à queue, noyaux cérébraux, noyaux de la moelle, noyaux de la substance grise,* etc., sous lesquels les myélocytes ont été désignés.

Une telle opinion est absolument indéfendable et l'on ne peut s'expliquer comment elle a si longtemps régné dans la science. Rien n'est plus inexact, plus contraire à la réalité des faits : les myélocytes ne sont pas de simples noyaux ; ce sont de vraies cellules, normalement constituées et possédant toutes leurs parties essentielles.

Comme on aura bien souvent l'occasion de le constater au cours des recherches qui vont être exposées, le myélocyte présente un corps protoplasmique, un noyau, souvent un ou plusieurs nucléoles, parfois une ébauche de membrane, divers produits secondaires, etc.

On voit que c'est le tableau complet des attributs qui caractérisent aujourd'hui la cellule animale.

La partie protoplasmique ou somatique de l'élément est ici toujours très réduite, ce qui explique comment elle a pu échapper à l'attention des observateurs, surtout à une époque où la technique était imparfaite, où la morphologie générale de la cellule se trouvait à peine esquissée et diversement interprétée.

On ne saurait cependant mettre en doute l'existence de ce protoplasma, sur lequel j'aurai fréquemment l'occasion d'insister. Je me borne actuellement à faire remarquer aux histologistes qui penseraient encore devoir considérer les myélocytes comme de simples noyaux, les précieuses notions que fournit à cet égard l'étude des Invertébrés : chez plusieurs d'entre eux, il suffit quelquefois d'observer un fragment pris sur telle région déterminée des centres nerveux et de le dilacérer dans le liquide cavitaire du Homard, légèrement additionné d'acide chromique, d'iodure de potassium, etc., pour distinguer le contour de ce corps cellulaire, qui peut même imprimer alors à l'élément une forme vésiculeuse.

Examiné sous un fort grossissement, le protoplasma se montre généralement parsemé de fins granules qui lui donnent un aspect pointillé ; cet aspect devient spumeux chez certains animaux (Crustacés, etc.).

On comprend que, dans ces considérations préliminaires, je sois très bref en ce qui concerne le noyau, cette partie étant de beaucoup la plus volumineuse et devant ainsi tenir toujours une large place dans l'histoire du myélocyte. Il suffit en ce moment d'indiquer ses traits les plus saillants.

Les myélocytes offrent une assez grande variabilité dans la forme de leur noyau : tantôt elliptique, tantôt irrégulièrement arrondi, parfois presque sphérique, ce noyau peut devenir polyédrique. Cette dernière forme est surtout apparente et doit être presque toujours rapportée à quelque circonstance accidentelle, par exemple à la pression réciproque de plusieurs myélocytes groupés en bouquet, à l'action locale de tel réactif, etc.

La masse nucléaire proprement dite est généralement plus granuleuse que le protoplasma somatique du myélocyte ; on peut le constater sur les figures qui accompagnent ce Mémoire.

Quant aux nucléoles, ils sont rares si l'on veut réserver ce nom à des corpuscules nettement différenciés par leurs dimensions, leurs réactions, leur réfringence, etc. Toutefois j'aurai l'occasion de citer, çà et là, des espèces chez lesquelles le myélocyte est réellement nucléolé. On sait d'ailleurs que la présence du nucléole est loin d'être constante chez divers éléments histiques. Certaines cellules n'en possèdent jamais, d'autres ne présentent cette formation que durant une période de leur existence ou seulement dans telle région de l'organisme. Cette variabilité s'observe précisément dans le myélocyte et, loin d'infirmer ou d'atténuer sa valeur franchement cellulaire, les variations et l'inconstance des nucléoles viennent au contraire la corroborer.

J'ai dit plus haut que le myélocyte offrait souvent, en outre de sa partie protoplasmique proprement dite, des produits secondaires, dus à l'activité de ce protoplasma et venant ainsi compliquer la texture de l'élément.

De nature variable suivant les cas, ces produits sont surtout représentés par des globules adipeux ou par des granulations pigmentaires On peut même établir une distinction sinon générale, au moins assez fréquente, dans la répartition de ces produits : tout en pouvant s'observer dans l'ensemble de la zone protoplasmique, les gouttelettes de graisse ne se remarquent guère que dans les régions parallèles au grand axe du noyau. Quant au pigment, c'est dans les parties répondant aux extrémités de celui-ci, qu'on le rencontre principalement ; on doit donc le chercher vers les pôles du myélocyte.

Ces considérations seraient incomplètes si elles passaient sous silence les prolongements du myélocyte. Émanant du corps cellulaire (et non du noyau, comme semblent encore le croire quelques auteurs), ces prolongements relient le myélocyte à d'autres éléments nerveux, établissant entre eux des rapports plus ou moins étroits.

On a depuis longtemps signalé ces prolongements chez les Mammifères, mais s'il fallait montrer combien il est dangereux de limiter de telles recherches à un seul groupe, on en trouverait ici une preuve évidente. Si l'on se reporte à la description du myélocyte, toujours on verra ses prolongements se résumer en une formule unique et presque immuable, les auteurs ne mentionnant que des myélocytes à deux prolongements ou bipolaires. Que cette forme soit la plus fréquente chez les animaux supérieurs, on peut l'admettre, mais ce serait méconnaître la réalité des faits que de vouloir imposer ce caractère

comme constant et absolu. Il devient au contraire assez
rare chez les Invertébrés, où l'on trouve souvent des myélocytes unipolaires et multipolaires. On peut dès mainte-
tenant pressentir l'importance de semblables variations
qui affirment nettement la véritable parenté histique du
myélocyte.

II

DES MYÉLOCYTES CHEZ LES POISSONS.

Les myélocytes ont été d'abord mentionnés chez les Vertébrés, non seulement dans le névraxe, mais dans la rétine, dont ils eussent caractérisé une région importante, alors décrite sous le nom de « couche granulée interne » ; plus tard, on les signala également chez les Invertébrés. En étudiant ceux-ci dans leurs divers éléments nerveux, on pourra facilement y observer toutes les formes de passage entre la cellule nerveuse normale et le type trop longtemps classique du myélocyte.

Chez les Vertébrés supérieurs, particulièrement chez les Mammifères, la notion du myélocyte ne saurait pas mieux se défendre. L'histogenèse a montré qu'il ne s'agit pas d'un élément spécial, mais d'un simple état de la cellule nerveuse : sous leur forme initiale, les cellules nerveuses du névraxe présentent un noyau volumineux entouré d'une mince couche de protoplasma qui, malgré son faible développement, constitue cependant le corps de l'élément. Dans la généralité des cas, ce protoplasma s'accroît rapidement, effaçant la prééminence originelle et momentanée du noyau ; mais l'aspect primitif persiste quelquefois, et l'on est alors en présence de la forme dite myélocyte.

Voilà pour les faits révélés par l'embryogénie des Vertébrés supérieurs ; ils sont démonstratifs et permettent déjà
de discerner l'exacte valeur du myélocyte. De son côté,
l'histologie prouve péremptoirement que, chez les mêmes
animaux complètement développés, il ne peut être question
de noyaux libres, que l'on considère les myélocytes du
névraxe ou ceux de la rétine.

Tentant de déplacer la question ou plutôt de reculer ses
limites, quelques observateurs ont pensé pouvoir défendre
plus heureusement l'autonomie du myélocyte en le locali-
sant chez les Vertébrés inférieurs et surtout chez les
Poissons.

C'est ainsi qu'au moment où les histologistes les plus
éminents renonçaient à admettre chez les Vertébrés
supérieurs la présence des myélocytes, on voyait encore
décrire ceux-ci chez les Poisssons.

Pour en avoir la preuve, il suffit de parcourir tel travail
récemment publié sur le système nerveux de ces animaux ;
on y trouvera la mention de « myélocytes qui sont des
noyaux libres pourvus de deux prolongements. »

En présence de pareilles assertions, il devient nécessaire de rechercher si les Poissons renferment, dans leur
tissu nerveux, des formations répondant à la diagnose qui
vient d'être rappelée.

L'étude des genres les plus différents (*Esox, Labrax,
Cyprinus, Tinca, Perca, Salmo, Alburnus, Raja*, etc., etc).
conduit à des résultats toujours identiques ; on chercherait
vainement les noyaux libres, les noyaux à queue, etc., dans
les régions qui, d'après les auteurs auxquels je viens de
faire allusion, devraient être caractérisées par la présence

des myélocytes. Ces régions seraient les suivantes : 1° la substance grise de la moelle, 2° la substance corticale du cervelet, 3° les lobes inférieurs, 4° la substance grise du cerveau, 5° la rétine.

Moelle. — Chez les Téléostéens, comme chez les Plagiostomes, la substance grise de la moelle offre des cellules très variables dans leur volume ou dans leurs formes, car on en trouve qui sont ovoïdes, d'autres qui sont elliptiques, d'autres qui sont pyramidales, etc. ; malgré cette diversité, les recherches les plus minutieuses sont impuissantes à faire découvrir des éléments assimilables aux myélocytes de Charles Robin. Souvent on pourra observer des cellules nerveuses très petites, avec un noyau volumineux et un corps protoplasmique très réduit, mais ce corps cellulaire sera constant et les réactifs ne laisseront à cet égard aucune incertitude. Sur de très jeunes Tanches mesurant de 7 à 11 millimètres de longueur, les recherches sont particulièrement instructives ; de même aussi chez l'Ablette (*Alburnus lucidus*), naguère encore citée comme offrant un excellent exemple de moelle myélocytique. Dans tous ces cas, on se trouve en présence de vraies cellules nerveuses sur l'identité desquelles il est impossible de conserver le moindre doute, la technique actuelle permettant ici une affirmation absolue. Les prétendus noyaux libres sont, en réalité, toujours entourés d'une zone protoplasmique représentant le corps de la cellule et se continuant par les prolongements polaires.

Cervelet. — Limité en avant par le bord postérieur des

lobes optiques, en arrière par l'origine apparente du nerf vague, le cervelet des Poissons offre une structure qui rappelle dans ses traits essentiels celle du cervelet des autres Vertébrés. L'histologie, on doit le faire remarquer incidemment, est donc absolument contraire à l'opinion suivant laquelle le cervelet des Poissons serait l'homologue des lobes optiques des Reptiles, des Oiseaux, des Mammifères.

Dans la couche corticale interne, la seule qui doive être étudiée sous le point de vue spécial où je me place, on trouve des cellules qui mesurent en moyenne 6 μ ; généralement ovoïdes et bipolaires, elles sont pourvues de prolongements ténus et fragiles ; leur noyau est volumineux.

Évidemment, ce sont ces éléments qui ont été décrits comme des myélocytes ; mais, ici encore, on distingue une couche de protoplasma périphérique entourant le noyau.

On a donc sous les yeux de vraies cellules, non des noyaux libres, et l'on peut apprécier à son exacte valeur le terme de *zone myélocytique* que l'on appliquait récemment à la couche interne du cervelet des Poissons.

Lobes inférieurs. — Sous le nom de « lobes inférieurs », on désigne deux saillies arrondies, placées sur les côtés ou en arrière de la tige pituitaire et presque toujours séparées l'une de l'autre par un sillon longitudinal. Tantôt ces lobes sont pleins, tantôt ils sont creusés d'une petite cavité qui communique avec l'infundibulum. Très diversement interprétés suivant les époques et suivant les auteurs, ces lobes possèdent leurs homologues chez les Vertébrés supérieurs où ils sont représentés par deux petits ganglions voisins du *tuber cinereum* (1).

L'histologie montre que les lobes inférieurs possèdent une structure mixte, car ils sont formés de substance blanche et de substance grise.

Celle-ci diffère suivant qu'on l'examine vers sa périphérie ou dans sa région centrale : à la périphérie, elle est composée de cellules multipolaires qui deviennent rares dans la partie centrale, constituée surtout par de petites cellules fusiformes.

Atteignant parfois $20\,\mu$ de long sur $9\,\mu$ de large, ces éléments sont généralement beaucoup plus réduits. Leur noyau volumineux semble masquer souvent le corps cellulaire, dont le protoplasma est ainsi limité à une mince zone extérieure. L'existence de cette partie somatique est pourtant incontestable et oblige à repousser de nouveau toute idée de noyaux libres.

Cerveau. — On a mentionné des myélocytes dans les régions les plus internes de la couche corticale du cerveau : les cellules y sont effectivement presque toujours assez petites, et l'on peut éprouver de réelles difficultés à délimiter le protoplasma périphérique au noyau. Cependant on parvient à distinguer ces parties et à reconnaître qu'il s'agit incontestablement et uniquement de cellules nerveuses.

La même conclusion s'impose à l'égard des couches

---

(1) Joannès Chatin, *Sur les homologies des lobes inférieurs du cerveau des Poissons* (*Comptes rendus des séances de l'Académie des sciences*, 1889).

optiques dont la substance grise eût également offert des myélocytes.

Toujours peu développées chez les Poissons, où souvent même leur présence a été ainsi révoquée en doute, les couches optiques y sont d'une étude histologique assez difficile; cependant par la méthode des coupes comme par la dilacération, on peut affirmer que les éléments nerveux qui ont été décrits, dans cette région de l'encéphale, sous le nom de myélocytes, doivent être considérés comme des cellules nerveuses.

Rétine. — Ainsi que je le rappelais précédemment, les myélocytes de la rétine ont été localisés dans la couche que l'on désignait sous le nom de « couche granulée interne » et dont les travaux modernes, spécialement les belles recherches de M. le professeur Ranvier, obligent à modifier complètement la description primitive.

Située vers la partie externe de la substance grise rétinienne, entre le plexus cérébral en dedans et le plexus basal en dehors, reliée à ces plexus par de fins prolongements nerveux qui émanent des éléments mêmes sur lesquels je vais avoir à insister d'une façon spéciale, cette couche réclame chez les Poissons une attention particulière et son étude y est fort instructive.

D'une grande minceur, car elle dépasse rarement ici $0^{mm},05$ en épaisseur, elle est formée essentiellement par les éléments nerveux que je ne puis encore que mentionner et qui se trouvent répartis sur les cases d'une sorte de damier grossièrement tracé. Ce sont les fibres conjonctives de soutien, ou fibres de Müller, qui s'entre-croisent pour dessiner ce large treillis, plus distinct ici que chez aucun autre type. Que l'on resserre les mailles de ce réseau en rapprochant, par la pensée, les fibres qui le constituent, et l'on réalisera ainsi ce qui s'observe chez les autres Vertébrés, où cette zone rétinienne, formée par l'enchevêtrement des éléments nerveux et des éléments conjonctifs étroitement confondus est toujours d'une interprétation difficile. Ainsi que je l'écrivais, il y a dix ans, « les « Poissons présentent donc un intérêt spécial à cet égard ; « je ne saurais trop recommander leur étude aux anato- « mistes soucieux de se former une juste idée de la valeur « et de l'origine qu'il convient d'attribuer à la couche « granulée interne (1) ».

Ce terme de couche granulée interne doit d'ailleurs être désormais abandonné, car « les granules », c'est-à-dire les myélocytes qui devaient la caractériser, ne possèdent aucune existence propre, étant purement et simplement des cellules nerveuses.

Quand on examine les éléments disposés dans les mailles du damier que figure le réseau des fibres de Müller, on constate qu'ils représentent des cellules nerveuses bipolaires ou unipolaires, parfois à gros noyaux, mais qu'il est impossible de considérer comme des éléments distincts et autonomes ; ce sont des éléments nerveux analogues à

____

(1) Joannes Chatin, *Les Organes des Sens dans la Série animale*, 1879, p. 533. — Qu'il me soit permis de rappeler que, dès la même époque, je m'élevais contre la description classique de la couche granulée interne, alors *considérée comme formée d'éléments spéciaux ou myélocytes* : « Un examen attentif permet d'éviter cette méprise et l'on ne tarde pas « à y découvrir des cellules nerveuses pourvues de leurs caractères nor- « maux. Si de l'Homme on passe aux autres Mammifères, on parvient « plus rapidement encore au même résultat (*Id.*, p. 536). »

2

ceux que j'aurai bientôt l'occasion de décrire chez les Invertébrés, où la forme dite myélocyte se trouve ainsi revêtue par des cellules tantôt unipolaires, tantôt bipolaires. Cette région rétinienne est essentiellement composée de cellules nerveuses; les dénominations que M. le professeur Ranvier lui a appliquées chez les animaux supérieurs doivent également lui être maintenues chez les Poissons.

L'éminent histologiste que je viens de citer a minutieusement insisté sur les caractères qui permettent de différencier nettement ces cellules nerveuses des éléments conjonctifs auxquels elles se trouvent mêlées ; aussi crois-je inutile d'insister sur ce point, me bornant à rappeler que cette distinction est souvent plus facile chez les Poissons que dans les autres classes de l'embranchement.

Les faits précédents établissent l'exacte valeur des prétendus myélocytes des Poissons ; ils montrent que dans ce groupe, comme chez les autres Vertébrés, les éléments décrits ainsi comme spéciaux représentent de vraies cellules nerveuses, simplement caractérisées par les grandes dimensions de leur noyau et par une réduction corrélative dans leur partie somatique.

L'étude des Invertébrés confirme pleinement ces conclusions; les chapitres suivants permettront d'en juger.

III

DES MYÉLOCYTES CHEZ LES LINGUATULES.

Dans l'exposé de recherches semblables à celles-ci, on doit présenter les faits dans l'ordre le plus favorable à la démonstration des résultats acquis. Cependant on sera peut-être surpris de voir l'histoire comparée du myélocyte des Invertébrés s'ouvrir sur une classe aussi infime que celle des Linguatules, ou Pentastomes, dont le rang zoologique était naguère encore fort incertain, dont l'organisation dégradée reflète le parasitisme avec tous ses effets.

Une double considération justifie la place occupée ici par les Linguatules (1) : d'une part les myélocytes s'y montrent tellement semblables à ceux des Vertébrés que nul type ne permet plus aisément de relier les faits observés chez ceux-ci aux notions fournies par l'étude des Invertébrés ; d'autre part, on y découvre tous les intermédiaires, toutes les formes de passage qui, de la grosse cellule nerveuse normalement constituée, conduisent au petit myélocyte si volontiers assimilé à un simple noyau.

On comprend dès lors tout l'intérêt qui s'attache à l'étude

(1) Fig. 1 et 2.

des Pentastomes, et l'on voit, une fois de plus, combien il est important de varier les sujets d'observation, combien il est utile de pouvoir guider les recherches histologiques d'après les enseignements de l'anatomie zoologique. Si la plupart des essais tentés depuis quelques années dans cette direction ont soulevé de si vives controverses et conduit leurs auteurs à des conclusions si opposées, on doit en chercher la cause dans la méthode trop souvent adoptée et dans le choix trop exclusif des types considérés. On les emprunte presque invariablement aux formes les plus élevées des divers embranchements de la série des Invertébrés, et l'on ne semble pas soupçonner que chez le Poulpe, l'Écrevisse ou la Sangsue, la différenciation des tissus se trouve réalisée à un tel degré qu'elle s'accompagne d'une complexité considérable. L'observateur se heurte à des obstacles nombreux contre lesquels la technique appliquée aux Vertébrés se montre souvent impuissante ; d'où les nombreuses divergences, le désaccord presque général, qui se remarquent dans les travaux publiés récemment sur l'histologie de ces animaux. En ce qui concerne particulièrement leur système nerveux, on semble n'avoir pas prévu suffisamment le danger qu'il y avait à s'adresser, de prime abord, à des types chez lesquels les centres ganglionnaires sont aussi remarquables par la variété de leurs éléments nerveux que par le développement des tissus de soutien qui s'y mêlent au point de constituer un ensemble dont l'analyse et l'interprétation présentent les plus grandes difficultés.

Il est infiniment préférable de débuter par l'examen de formes relativement inférieures, sinon par leurs affinités zoologiques, au moins par les conditions biologiques qui leur sont imposées et qui retentissent sur les diverses parties de l'organisme.

Tel est le cas des Linguatules, qui appartiennent incontestablement à l'embranchement des Arthropodes, mais sur lesquelles le parasitisme a imprimé sa marque indélébile.

J'ai fait connaître dans un autre travail la constitution générale de leur système nerveux en discutant les diverses questions relatives à son anatomie proprement dite (1); aussi jugeant inutile d'insister sur ce sujet, je me limite à l'étude des myélocytes.

En examinant histologiquement le centre ganglionnaire, on y distingue, dans une gangue formée par l'enchevêtrement d'innombrables fibrilles sur lesquelles je reviendrai bientôt, des cellules nerveuses normalement constituées, mesurant en moyenne 27µ et présentant un protoplasma abondant, un noyau peu développé, etc.; ces cellules sont généralement bipolaires.

Auprès d'elles se trouvent d'autres éléments dont les dimensions sont infiniment plus réduites, car ils mesurent au maximum 12µ; mais ce n'est pas seulement par leur diamètre qu'ils diffèrent des grosses cellules nerveuses dont ils se distinguent encore par quelques caractères spéciaux.

Si on les traite par les méthodes que j'ai indiquées au cours de mes recherches sur le système nerveux des Inver-

(1) J. Chatin, *Notes sur une Linguatule observée chez l'Alligator lucius* (*Annales des Sciences naturelles, Zoologie*, 6ᵉ série, t. XIV, 1882, pl. XIX).

tébrés et surtout si l'on emploie la méthode de l'or, on
ne tarde pas à reconnaître que ces éléments se composent
d'une zone périphérique nettement protoplasmique et d'un
noyau volumineux. Ce noyau est même si développé que
parfois l'on ne peut d'abord distinguer le protoplasma
ambiant et qu'on croit avoir sous les yeux un noyau isolé.
L'existence du protoplasma est pourtant incontestable;
elle achève même de s'affirmer par les prolongements qui
émanent de la zone protoplasmique.

Presque toujours au nombre de deux, ces prolongements
ainsi disposés aux pôles de l'élément se perdent dans la
gangue interstitielle que je mentionnais précédemment;
ils concourrent à la former avec les prolongements des
cellules nerveuses et aussi avec des fibrilles de nature conjonctive. Extrèmement ténus, ces prolongements offrent
les mêmes réactions, la même réfringence, etc., que le
protoplasma périnucléaire.

Au sujet des prolongements, je dois immédiatement
présenter une remarque qui peut s'appliquer aux différents
types décrits ici : en raison de leur gracilité, les prolongements, toujours très fragiles, ne se distinguent guère
que sur les coupes parallèles au grand'axe de l'élément;
dans le cas contraire ils peuvent facilement échapper à
l'observateur qui, surtout alors, sera tenté de croire à
l'existence d'un simple noyau libre dans une gangue
fibrillaire.

La valeur de l'élément ainsi constitué apparaît maintenant de la façon la plus évidente : c'est un véritable myélocyte qui vient d'être décrit. Son noyau volumineux, ses

prolongements, son étroite zone protoplasmique, tout, jusqu'à la forme généralement bipolaire, vient proclamer ici
une identité complète avec le myélocyte des Vertébrés.

Envisagée sous un autre point de vue, sa parenté s'affirme aussi nettement avec la cellule nerveuse; l'étude des
Linguatules est particulièrement instructive à cet égard,
car on peut y suivre toutes les formes qui unissent la grosse
cellule nerveuse bipolaire au myélocyte, si dissemblable
au premier abord. Tout concourt à mettre hors de doute
leurs étroites affinités; il n'y a pas jusqu'aux accidents de
préparation qui ne puissent être invoqués à cet égard.
J'insistais tout à l'heure sur le rupture fréquente des prolongements du myélocyte et sur l'erreur d'interprétation
qui peut en être la conséquence; or une erreur analogue,
due à la même cause, a été souvent commise pour des
cellules nerveuses qualifiées de cellules *apolaires*, parce
que leurs prolongements n'avaient pu être distingués.

L'identité des myélocytes des Linguatules avec ceux des
Vertébrés d'une part, l'intime parenté de ces myélocytes
avec les cellules nerveuses d'un autre côté : tels sont les
deux points acquis dès à présent et qui ne cesseront de
s'accentuer dans l'histoire des types suivants. On voit que
l'examen des Linguatules, si constamment dédaignées au
point de vue histologique, ne laisse pourtant pas d'offrir
quelque intérêt.

IV

DES MYÉLOCYTES CHEZ LES VERS.

La structure du système nerveux a été fréquemment
étudiée chez les Vers ; de nombreux travaux lui ont été
consacrés durant ces dernières années et pourtant il est
peu de groupes dont l'histoire soit encore aussi obscure,
aussi confuse, aussi incomplète, sous ce rapport.

Il est presque impossible de concilier les différents observateurs, même lorsqu'ils ont limité leurs recherches à
tel type commun. Si regrettable que soit un pareil état de
choses, il ne peut surprendre quand on voit certaines
personnes aborder ces délicates recherches d'histologie
comparée sans paraître posséder les moindres notions de
biologie générale ou de zoologie élémentaire. Il suffit, à
cet égard, de rappeler que, dans un travail récent, des
ganglions entiers se trouvaient méconnus tandis que des
cellules nerveuses étaient décrites comme des Amibes pa-
rasites ! On comprend que de pareilles publications n'aident
guère aux progrès de la science ; les polémiques qu'elles
font naître ne lui profitent pas davantage.

Ici encore il importe de choisir convenablement les
sujets et de les examiner dans un ordre méthodique. Il est
évident, par exemple, pour tout histologiste familiarisé

avec l'anatomie microscopique des Vers que, si l'on veut débuter dans la recherche des myélocytes par l'étude de la Sangsue, on ne pourra recueillir que des résultats vagues ou incomplets, en raison même des difficultés auxquelles on se heurtera.

Que l'on prenne, au contraire, certains types placés sur les confins de la série des Vers, longtemps rangés dans un autre embranchement, et l'on arrivera sûrement au but qu'on se propose d'atteindre.

Géphyriens. — Les Géphyriens, considérés tantôt comme des Échinodermes, tantôt comme des Vers, fournissent à cet égard des notions particulièrement dignes d'attention. Dans cette classe, et surtout dans le groupe des Géphyriens armés, on trouve, parmi les éléments constitutifs du névraxe, des cellules de très petite taille, dont l'examen est fort instructif (1).

Le noyau volumineux, souvent granuleux, presque toujours pourvu d'un nucléole (2), se montre si développé qu'il semble résumer tout l'élément; mais, quand l'observation est suffisamment prolongée et suivie avec la technique voulue, on distingue autour du noyau une mince zone protoplasmique parsemée de quelques granulations assez réfringentes. De cette région, qui représente le corps même de l'élément, partent des prolongements, généralement au nombre de deux ; souvent ces prolongements sont multiples et la forme devient alors multipolaire ; parfois

(1) Fig. 3, 4, 5, 6, 7.

(2) Quelquefois même le noyau possède deux nucléoles, fait d'autant plus notable qu'il se remarque rarement dans l'étude comparée du myélocyte.

encore il n'existe qu'un seul prolongement, et l'élément est unipolaire. Malgré ces variations secondaires, sa signification demeure constante : on y retrouve tous les traits caractéristiques du myélocyte.

Je ne m'étendrai pas davantage sur l'étude des Géphyriens, tout en exprimant le regret de voir les travaux récemment consacrés à leur anatomie laisser dans l'ombre l'histologie de ces animaux, qui offrent précisément sous ce rapport un intérêt particulier. On en a la preuve quand on cherche à se rendre compte de la morphologie comparée du myélocyte, car on y observe des types qui témoignent hautement de l'intime parenté qui l'unit à la cellule nerveuse (1).

Pontobdella muricata. — La Pontobdelle compte parmi les Annélides dont le système nerveux a été le plus souvent décrit au point de vue histologique comme au point de vue anatomique. On y trouve pourtant encore à recueillir de nombreux faits nouveaux : la plupart des observateurs, guidés par la direction spéciale de leurs recherches, se sont surtout efforcés de rectifier les conclusions de leurs devanciers, négligeant les faits pour s'attacher ainsi presque exclusivement à des questions d'interprétation.

Si l'on examine une coupe oblique, pratiquée vers l'une des extrémités de la masse périœsophagienne et traitée par les réactifs colorants, on distingue auprès des cellules

(1) Chez les Siponcles les cellules nerveuses offrent presque constamment un noyau volumineux, particularité qui multiplie les états de passage entre le myélocyte et la cellule nerveuse normale.

normalement constituées des éléments offrant les caractères suivants (1).

Ils mesurent en moyenne 15 µ; leur aspect est piriforme.
La masse ovoïde, figurant la poire, est presque totalement
représentée par un noyau volumineux, tantôt elliptique,
tantôt arrondi. Ce noyau est finement granuleux et ren-
ferme, en général, un nucléole globuleux, réfringent,
montrant aussi quelques granulations.

En dehors du noyau se voit une zone protoplasmique,
grisâtre à la lumière réfléchie.

Le prolongement, qui représente la queue de la poire,
émane de cette partie protoplasmique et se recourbe fréquemment avant de disparaître dans la gangue interstitielle.

Il est impossible de ne pas reconnaître la complète identité qui existe entre un tel élément et le myélocyte des
Mammifères, etc. J'ajouterai même que l'étude de la Pontobdelle offre à cet égard un intérêt spécial et sur lequel
il convient d'insister.

En premier lieu on doit remarquer la présence du
nucléole; d'après les descriptions admises pour les Vertébrés, le myélocyte ne devrait jamais en posséder et l'on
voit qu'il suffit d'interroger tel type zoologique pour que
ce nucléole apparaisse avec une entière évidence.

La forme générale du myélocyte réclame aussi quelque
attention : son aspect piriforme tient à l'existence d'un
seul prolongement; or, la cellule nerveuse est également
presque toujours unipolaire chez la Pontobdelle. Parfois

(1) Fig. 8, 9, 10, 11, 12, 13.

on trouve, çà et là, des cellules bipolaires ou multipolaires ; mais le fait est exceptionnel et l'on voit s'affirmer,
une fois de plus, dans ce détail presque secondaire au premier abord, une parenté sur laquelle j'insisterai d'autant
plus souvent qu'elle a été trop longtemps méconnue.

Enfin il faut être prévenu que, chez la Pontobdelle,
comme dans les Linguatules, on peut rencontrer des
myélocytes à forme apolaire (1) ; mais cet aspect est purement apparent et doit être rapporté à l'orientation de la
coupe dirigée de telle sorte que les prolongements cessent
alors d'être visibles.

Dans certains cas les myélocytes, pressés entre eux ou
contre les éléments voisins, paraissent offrir un contour
polygonal dont l'image est déterminée par les conditions
mêmes de l'observation (2).

Hirudo medicinalis (3). — La Sangsue médicinale n'est
que très médiocrement favorable à l'étude des myélocytes
en raison même de la structure des centres nerveux. Pro-
tégés par une trame fibreuse dont les prolongements se
croisent en tous sens, offrant des différences considérables
dans la densité respective de leurs diverses régions, ces
centres opposent ainsi de réels obstacles à nos moyens
d'investigation et se prêtent fort mal à une minutieuse analyse histologique.

Aussi doit-on regretter le choix de ce type sur lequel

(1) Fig. 11, 12.
(2) Cette particularité peut surtout se présenter vers la région latéro-
inférieure de la masse ganglionnaire.
(3) Fig. 16.

on a si souvent tenté dans ces dernières années d'édifier
l'anatomie générale de l'embranchement des Vers et sur
lequel les auteurs ne parviennent pas à s'entendre.

Il est particulièrement difficile, pour les motifs indi-
qués plus haut, d'y découvrir et surtout d'y étudier les
myélocytes, que l'on peut rarement isoler d'une manière
satisfaisante. La région offrant relativement les meilleures
conditions de succès répond à l'origine des nerfs qui se
rendent aux yeux et aux organes cyathiformes.

On y rencontre des éléments en tout comparables à
ceux qui viennent d'être décrits chez la Pontobdelle : généralement encore unipolaires, ces myélocytes possèdent un
noyau très développé, elliptique et granuleux; autour du
noyau se trouve la partie protoplasmique, ou somatique,
d'où émane le prolongement presque toujours unique,
comme je viens de l'indiquer.

Arenicola piscatorum. — En poursuivant sur l'Arénicole
des recherches, déjà anciennes, dans lesquelles je me pro-
posais d'étudier les otocystes et leurs nerfs, j'ai eu l'occasion d'observer des éléments auxquels on ne peut refuser
une entière assimilation avec les myélocytes.

Mesurant en diamètre 14 μ, ces cellules sont de forme
subsphéroïdale, avec un corps protoplasmique très réduit,
grisâtre, pauvre en granulations, tandis que le noyau est
ovoïde, volumineux, fortement granuleux. Ces myélocytes
sont surtout unipolaires (1); quelquefois aussi on en rencontre qui sont bipolaires (2).

(1) Fig. 14.
(2) Fig. 15.

Sabelliens et Térébelliens (1). — On y trouve des myélocytes présentant les dispositions mentionnées chez les types précédents, mais caractérisés souvent par une particularité digne de remarque : dans le corps protoplasmique, toujours très réduit, se montrent de petites granulations pigmentaires, tantôt jaunâtres, tantôt brunâtres (*Terebella gigantea, Sabella vesiculosa*, etc.).

Ces myélocytes existent surtout dans la zone corticale des ganglions où s'observent des cellules nerveuses proprement dites ; mais si l'on multiplie les recherches sur un assez grand nombre d'individus, on peut également les découvrir dans la « substance ponctuée » disposée vers la partie interne de ces centres, région qui semble posséder une importance spéciale.

(1) Fig. 17, 18, 19, 20, 21, 22.

V

DES MYÉLOCYTES CHEZ LES INSECTES ET LES CRUSTACÉS.

On sait quelle complexité se remarque chez les Insectes dans la structure des centres nerveux, complexité en rapport avec la différenciation qui caractérise les diverses régions des ganglions.

Depuis quelques années on a publié de nombreux travaux sur l'histologie de ces parties et l'on a fait connaître d'intéressantes particularités. Malheureusement on s'est trop exclusivement attaché à ce qui pourrait s'appeler l'*histologie topographique*, les auteurs se proposant surtout de faire connaître les détails propres à telle ou telle zone des centres ganglionnaires; de semblables recherches sont certainement fort instructives et ce que je viens de dire montre que je suis loin de méconnaître les efforts qu'elles ont provoqués. Mais ne pouvaient-ils s'étendre davantage et devait-on laisser dans l'ombre l'histoire particulière des éléments qui constituent ces centres nerveux?

Évidemment de graves lacunes sont encore à combler et l'anatomie générale des Arthropodes est à peine esquissée. On en a la preuve dès qu'on cherche à recueillir quelques indications sur la forme dite myélocyte. Existe-t-elle chez ces animaux ? Dans quelles régions peut-on l'observer?

Est-on en droit de lui accorder une signification spéciale et d'attribuer une valeur particulière aux régions dans lesquelles on l'observe? Telles sont les questions qui s'imposent en raison même de la supériorité organique de plusieurs types et des nombreux indices de perfectionnement qui s'observent dans leurs masses cérébroïdes, etc.

En poursuivant mes recherches sur les organes tactiles, recherches couronnées par l'Académie des Sciences (1), j'ai dû reprendre presque intégralement l'étude des centres ganglionnaires chez les Insectes et les Crustacés.

J'espère avoir pu rectifier et compléter leur histoire sur plusieurs points ; mais je ne saurais y insister ici, car il suffit de résumer les faits qui établissent l'existence des myélocytes dans ces animaux.

Si l'on examine les ganglions cérébroïdes des Insectes, surtout dans les régions antennaires et optiques, on distingue sur les confins de la « substance ponctuée » des éléments dont l'examen révèle les trois caractères suivants : 1° le diamètre de la cellule est toujours très minime ; 2° le noyau est volumineux, ses granulations pouvant même se grouper en filaments réticulés ; 3° la partie somatique de l'élément est extrèmement réduite, au point d'échapper souvent à l'observateur, elle est représentée par une mince zone de protoplasma qui ne se colore que très faiblement.

La cellule ainsi constituée offre tantôt un seul prolonge-

______

(1) Joannes Chatin, *Recherches sur les organes tactiles des Insectes et des Crustacés*, 2 volumes de texte accompagnés d'un atlas de 26 planches (*Concours pour le grand prix des Sciences Physiques*, 1885).

ment, tantôt deux, rarement elle en montre davantage. Très ténus et très fragiles, ces prolongements sont difficiles à distinguer; cette notion, rapprochée du faible développement de la portion somatique de l'élément, explique comment on a cru pouvoir considérer encore ici les myélocytes comme des « noyaux libres »; il n'y a pas que chez les Vertébrés que cette erreur ait été commise. Elle est aussi fréquente dans l'histoire anatomique des Invertébrés.

A propos des prolongements qui viennent d'être décrits, je dois faire une remarque digne d'attention : sur les myélocytes unipolaires on voit parfois le prolongement originellement simple se dédoubler brusquement en deux branches. Cette particularité ne s'observe pas seulement chez les Insectes; je l'ai notée également sur plusieurs Crustacés (*Palinurus*, *Pagurus*, etc.). Souvent aussi ces prolongements sont obliques, caractère qui permet de les distinguer des fibres conjonctives.

La notion des myélocytes, ainsi observés dans les ganglions cérébroïdes des Insectes, acquiert une valeur nouvelle quand on connaît la répartition de ces éléments. En effet, ils se trouvent surtout dans les régions affectées au service de la sensibilité spéciale.

J'ai indiqué déjà leur présence dans ces parties; ils sont assez abondants dans la formation complexe désignée sous le nom de ganglion optique où ils se trouvent à différents niveaux et spécialement dans le relais ganglionnaire disposé à la partie profonde des fibres postrétiniennes, curieuse localisation qui rappelle étrangement la situation des myélocytes dans la rétine des Vertébrés.

Presque toujours unipolaires, ils offrent un noyau volumineux, se colorant avec intensité par les teintures, tandis que le protoplasma ambiant, toujours très mince, ne s'imprègne que faiblement et peut être aisément méconnu.

Quand il existe des ocelles on retrouve ces mêmes éléments dans les renflements qui marquent l'origine des nerfs ocellaires. Ces nerfs ocellaires offrent une remarquable particularité, que j'ai signalée depuis longtemps dans mes Conférences de la Sorbonne et que je dois mentionner ici. Dans des travaux antérieurs j'ai eu l'occasion d'exposer l'intéressante différenciation de la fibre nerveuse, qui peut offrir chez l'Invertébré des granulations myéloïdes plus ou moins nombreuses, plus ou moins volumineuses. Or dans les nerfs ocellaires des Insectes on retrouve la coloration noire que l'acide osmique imprime alors à la fibre nerveuse, mais cette coloration, loin de se limiter à quelques points, s'étend d'un bout à l'autre du faisceau. N'y aurait-il pas, dans ce cas, formation d'un véritable manchon de myéline? Cette coloration intense du nerf ocellaire en présence de l'acide osmique est maintenant bien connue, mais je ne sache pas qu'on ait tenté de l'interpréter.

Il est encore une région de la masse cérébroïde qui présente les petites cellules nerveuses répondant au type dit myélocyte, c'est la région antennaire. Le pédicule du nerf antennaire se termine (surtout vers sa partie interne) dans un renflement qui n'est souvent apparent que sur les coupes et dans lequel on trouve ces éléments ; ils y forment une zone épaisse et sont caractérisés comme ci-dessus.

Les myélocytes se montrent donc de nouveau dans une

région attribuée à la réception des impressions spéciales, car on ne saurait mettre en doute le rôle sensoriel de l'antenne. Dans des travaux·récents on a même proposé de décrire sous le nom de « lobe olfactif » le renflement basilaire du nerf antennaire ; je préfère ne pas employer ce terme, car si dans la plupart des cas l'antenne paraît devoir recueillir des excitations olfactives, nous ne saurions affirmer que ces excitations soient les seules qui puissent y être localisées.

Les larves de Coléoptères et de Lépidoptères se prêtent généralement bien à la recherche des myélocytes, qui peuvent également s'observer, surtout dans les régions optiques et antennaires, chez un grand nombre d'Insectes (Dytique, Hanneton, Libellule, Abeille, Guêpe, Vanesse, etc., etc.).

Les relations que les myélocytes y présentent avec le *Punctsubstanz* devront être prises en sérieuse considération lorsqu'on tentera de déterminer, plus rigoureusement qu'on ne l'a fait jusqu'ici, la nature des formations interstitielles qui entrent dans la constitution de cette substance ponctuée. On devra rechercher alors si elle ne devrait pas être rapprochée de la névroglie des Vertébrés, névroglie qui contracte, elle aussi, des rapports étroits avec les myélocytes, partout ou ceux-ci ont été signalés chez les animaux supérieurs.

Je n'emploie d'ailleurs ici ce terme de « substance ponctuée » que d'une façon générale et sans vouloir lui accorder une valeur spéciale. Je ferai même plutôt à cet égard d'expresses réserves, ayant pu reconnaître que lorsqu'on examine le *Punctsubstanz* des divers Invertébrés on con-

state des dissemblances considérables ; de nouvelles recherches sont évidemment nécessaires pour élucider ce cha-
pitre encore obscur de l'histologie comparée des centres
nerveux.

En étudiant les ganglions sus-œsophagiens de l'Écrevisse
avec le secours de la technique actuelle et en corroborant
l'interprétation des faits observés par les notions que fournit l'examen des animaux voisins, on peut distinguer,
chez ce Crustacé, des éléments qui présentent les attributs
du type myélocyte (1).

Ils se trouvent auprès de cellules nerveuses ordinaires et
montrent des caractères analogues à ceux qui viennent
d'être décrits chez les Insectes. Toujours très accentué, le
noyau offre des granulations et parfois un nucléole ; celui-
ci est assez difficile à mettre en évidence.

Le corps de la cellule est formé par une mince bandelette
périphérique de protoplasma ; ce protoplasma paraît homo-
gène. Du corps cellulaire émane généralement un seul prolongement, le myélocyte pouvant être ainsi décrit comme
unipolaire dans la plupart das cas.

Considérés au point de vue de leur répartition dans la
masse cérébroïde, les myélocytes se montrent surtout dans
la région antennulaire et dans la région optique.

Les mêmes éléments se retrouvent, avec des caractères
peu différents, chez le Homard. Cependant on doit noter
l'aspect spumeux offert par la partie somatique observée
sous un fort grossissement ; cette particularité n'est toutefois pas constante.

(1) Fig. 28.

La localisation des myélocytes est aussi intéressante que chez l'Écrevisse ; il existe des myélocytes non seulement dans les régions indiquées plus haut, mais aussi dans les parties latéro-supérieures de la masse cérébroïde.

Les *Palinurus* (1), *Paguristes* (2), *Palæmo*, etc., offrent des myélocytes analogues, souvent difficiles à distinguer ; ils sont tantôt pourvus, tantôt dépourvus de nucléole.

Chez plusieurs Macroures l'étude des myélocytes est rendue délicate par la fragilité de leurs prolongements dont la rupture peut faire prendre ces éléments pour des noyaux libres. Une autre cause augmente encore ici les difficultés de l'observation ; je veux parler de la densité acquise par la substance interstitielle dans laquelle se trouvent noyés les myélocytes et les autres cellules nerveuses. Les myélocytes s'y montrent même souvent déformés, devenant grossièrement polyédriques.

Je pourrais multiplier les exemples et appuyer les faits précédents par les résultats constatés chez les Brachyures, etc. ; mais je crois inutile d'insister plus longuement sur l'existence des myélocytes chez les Arthropodes. Ils y sont fréquents et, s'ils ont échappé à l'attention des observateurs, on doit l'attribuer à leurs faibles dimensions, qui les font aisément méconnaître ou considérer comme de simples noyaux.

On en a la preuve dans un fait signalé par quelques auteurs : « Après la dilacération de certains fragments ganglionnaires on voit des noyaux flottant dans le liquide et provenant sans doute des grandes cellules nerveuses

(1) Fig. 29 et 30.
(2) Fig. 31.

dont les parois ont été déchirées pendant la dilacération. »
L'observation est exacte, mais les pseudo-noyaux sont de
vraies cellules, comme j'ai pu le constater à plusieurs
reprises. Pour s'en convaincre il suffit d'opérer la dilacération dans le voisinage des points d'émergence des
nerfs de sensibilité spéciale : on ne manquera pas de
découvrir, autour de ces prétendus noyaux libres, un corps
protoplasmique qui oblige à modifier totalement leur signification.

VI

DES MYÉLOCYTES CHEZ LES MOLLUSQUES.

Les faits précédents établissant, chez les Vers et les Arthropodes, l'existence de formations histiques semblables aux myélocytes des animaux supérieurs, on doit s'attendre à retrouver ces éléments dans l'embranchement le plus élevé de la série des Invertébrés.

C'est, en effet, ce qui s'observe; parmi les Mollusques qui fournissent à cet égard les résultats les plus démonstratifs, il faut citer les Gastéropodes et les Céphalopodes.

Chez les Gastéropodes on doit multiplier les coupes dans la masse cérébroïde; là surtout les myélocytes se montrent nombreux et bien caractérisés. Encore faut-il choisir une région déterminée.

Les recherches porteront principalement sur la partie qui répond à l'origine des nerfs optiques, acoustiques, etc.; elle possède une haute valeur, que M. de Lacaze-Duthiers a très heureusement exprimée en désignant cette région sous le nom de *lobule de la sensibilité spéciale* (1). Quelques détails permettront de comprendre la texture de ce lobule.

(1) H. de Lacaze-Duthiers, *Otocystes ou capsules auditives des Mollusques*, p. 162 (*Archives de zoologie expérimentale et générale*, t. I, 1872).

Loin d'être lisse, comme on l'admettait autrefois, la masse cérébroïde offre des sillons, des lobes et des lobules dont le nombre et la répartition varient suivant les genres. C'est dans le voisinage de la « commissure » que se trouve le lobule de la sensibilité spéciale, qui se distingue déjà par sa teinte d'un blanc nacré et les nerfs qui en émanent. Sa structure achève de le différencier d'une façon plus profonde et plus essentielle : tandis que les autres lobules offrent presque exclusivement des grosses cellules nerveuses, il se montre formé surtout par des petites cellules auxquelles sont mêlés des « myélocytes ».

D'un diamètre variant entre 9μ et 15μ, ces éléments sont tantôt elliptiques, tantôt sphéroïdaux. Autour d'un noyau très développé se distingue une mince zone périphérique, si difficile parfois à reconnaître qu'on penserait avoir sous les yeux un simple noyau. L'erreur serait même d'autant plus facile que le myélocyte n'a souvent qu'un seul prolongement très ténu et se brisant facilement.

Chez les Limnées les prolongements sont moins fragiles que chez les Hélices et peuvent se mêler en formant des amas fibrillaires dans lesquels leurs myélocytes originels semblent noyés (*Limnæus stagnalis*, etc.); ailleurs les myélocytes, suspendus à leurs prolongements, apparaissent comme groupés en bouquets (1).

On retrouve les myélocytes chez les Cyclostomes, où l'on constate qu'ils sont souvent bipolaires ou même multipolaires (2), entre-croisant leurs prolongements et répondant

(1) Fig. 32.
(2) Fig. 35.

vraisemblament aux plus petites *cellules araignées* indiquées chez ces Gastéropodes par quelques auteurs. Le noyau est toujours très accentué.

Dans ce groupe, comme chez les autres Mollusques, je n'ai jamais observé de myélocytes dans le stomato-gastrique.

Les Céphalopodes présentent des cellules nerveuses qui reproduisent la forme mélyocyte et dont la nature ne saurait être contestée. C'est surtout vers la zone périphérique de la masse cérébroïde qu'on peut le plus facilement les découvrir ; on leur reconnaît alors des caractères analogues à ceux qu'on assigne aux myélocytes des Vertébrés ; à plusieurs reprises j'ai pu répéter cette démonstration dans mes Conférences.

Si l'on analyse la structure de ces éléments, on y retrouve les particularités indiquées chez les autres Mollusques : noyau volumineux et granuleux, partie somatique très réduite, prolongement souvent unique et presque toujours accolé aux prolongements émanant des éléments voisins. Tout concourt donc à affirmer l'identité du myélocyte tel qu'il s'observe chez les divers types zoologiques.

VII

CONCLUSIONS.

Les recherches dont les résultats viennent d'être exposés
permettent d'élucider plusieurs questions relatives à l'étude
du myélocyte et de déterminer exactement la nature de cet
élément.

I. En créant ce nouveau type histologique Charles Robin
n'avait pas hésité à lui attribuer une haute valeur fonction-
nelle ; aussi s'explique-t-on comment il avait cru pouvoir
le localiser chez les Vertébrés : un tel élément ne devait-il
pas, en effet, demeurer l'apanage des êtres les plus élevés
en organisation, concourant à former leur critère anatomique ?

Les faits résumés dans les chapitres précédents montrent
ce qu'il faut penser de cette conception. Chez tous les
Invertébrés, en laissant de côté les Échinodermes et les
Cœlentérés où l'étude du tissu nerveux ne possède pas
encore une technique suffisamment précise, on ne cesse de
rencontrer des éléments qui se montrent constitués suivant
la description, naguère encore classique, du myélocyte.

Au point de vue de l'histologie comparée, il était inté-
ressant d'établir cette généralité d'existence. Ainsi tombe

l'une des barrières, purement fictives, que l'on avait cru pouvoir élever entre le Vertébré et l'Invertébré considérés dans leur substance nerveuse (1).

II. La forme du myélocyte était constamment représentée comme bipolaire ; il semblait que ce caractère dût être immuable. Il est vrai que chez les Vertébrés c'est presque toujours sous cet aspect que se montre le myélocyte ; mais chez les Invertébrés on observe, au contraire, une remarquable diversité. On y rencontre fréquemment des formations qui, tout en devant être identifiées avec les myélocytes, se montrent unipolaires ; parfois même elles deviennent multipolaires, et l'on peut déjà pressentir l'importance que ces notions ne manqueront pas d'acquérir lorsqu'il s'agira d'apprécier exactement les véritables affinités histologiques.

III. Ces variations dans la forme du myélocyte déterminent des variations corrélatives dans le nombre des prolongements qui en émanent. Chez les Vertébrés on décrivait toujours deux prolongements opposés l'un à l'autre, ce qui était naturellement en rapport avec la forme bipolaire assignée à l'élément ou plutôt au noyau, puisqu'on croyait avoir sous les yeux un « noyau libre pourvu de deux prolongements situés à chacune des extrémités de son grand axe ».

Le schéma que l'on donnait ainsi du myélocyte devient inapplicable dès qu'on étudie les autres embranchements,

(1) Dans une autre série de recherches j'ai montré que, loin d'être localisée dans la fibre nerveuse des Vertébrés, la myéline peut s'observer, à divers degrés de développement, chez plusieurs Invertébrés.

et l'on voit le nombre des prolongements se modifier avec la forme même de l'élément.

Toujours grêles et extrêmement ténus, ces prolongements ont une fréquente tendance à se rapprocher et à se mêler, constituant des lacis fibrillaires dont la nature devient mixte lorsque des fibres conjonctives prennent part à leur formation. J'ai spécialement insisté sur ces faits ; ils devront être invoqués quand on cherchera à préciser l'origine et la structure du *Punctsubstanz* qui se rencontre dans les centres nerveux de plusieurs Arthropodes, Mollusques, etc.

En raison de leur ténuité et de leur fragilité, les prolongements peuvent échapper à l'observateur ; parfois ils se mêlent aux fibrilles conjonctives et le myélocyte peut alors se trouver très inexactement interprété. Faciles à commettre chez les animaux supérieurs, ces méprises sont moins fréquentes chez les Invertébrés où les divers ordres de prolongements se différencient presque toujours plus sûrement. J'ai montré que dans la rétine des Poissons la distinction entre les prolongements nerveux et les prolongements conjonctifs était déjà plus aisée que dans les premières classes de l'embranchement des Vertébrés ; cette remarque s'est trouvée confirmée par l'examen des Invertébrés. Il y a donc grand intérêt à multiplier, à varier les sujets d'étude ; c'est seulement ainsi qu'on arrive à résoudre des questions aussi délicates.

IV. On en trouve de nouveau la preuve lorsqu'on cherche à déterminer la constitution réelle du myélocyte.

Comme son nom même le rappelle, le myélocyte devait

être considéré comme un simple noyau, comme un « noyau libre » et, de fait, tant qu'on s'est limité à l'observation des animaux supérieurs, on s'est cru en droit de maintenir cette assimilation.

Qui songerait maintenant à l'admettre? N'a-t-on pas vu, chez les êtres les plus différents au point de vue zoologique, le myélocyte présenter une constitution singulièrement plus complexe?

Que le noyau soit ici la première partie qui attirera l'attention, le fait est indéniable, car ce noyau sera toujours très développé. Mais cette prééminence est purement apparente; en réalité le noyau, loin d'être « libre », se trouve constamment associé à une masse protoplasmique dont il ne représente qu'une dépendance, tandis que ce protoplasma constitue la partie fondamentale, essentielle de la cellule. En effet, c'est une vraie cellule qu'on a sous les yeux; s'il en fallait fournir un nouveau témoignage, on le trouverait dans l'origine même des prolongements, qui émanent toujours du protoplasma périphérique, jamais du noyau.

Les grandes proportions du noyau, l'extrème réduction du corps cellulaire, ne sauraient aucunement justifier la création d'un type histologique spécial. Cette double particularité est très fréquente; sans parler des jeunes cellules, où l'on peut aisément l'observer (1), il est facile de citer des cas dans lesquels on la constate sur des éléments complètement développés.

(1) C'est ainsi que les jeunes cellules cartilagineuses sont d'abord presque réduites à un énorme noyau; ce n'est que secondairement qu'on observe la croissance du corps cellulaire.

Chez les Vertébrés inférieurs, le fait s'observe déjà fréquemment. Dans les cellules olfactives des Batraciens, on constate que le noyau est sphérique, volumineux, entouré d'une couche de protoplasma tellement mince qu'elle est presque imperceptible, sauf aux deux pôles où le protoplasma s'accumule pour former un prolongement central et un prolongement périphérique dont la longueur est variable. M. le professeur Ranvier (1) a justement insisté sur ces dispositions que j'ai pu étudier sur les éléments qui revêtent la « crête gustative » des Plagiostomes.

Chez les Invertébrés, les exemples sont encore plus nombreux : dans les cellules tactiles des Gastéropodes, il n'est pas rare de voir le noyau s'accentuer au point de masquer le protoplasma ; dans les éléments sensoriels de l'antenne des Insectes on trouve également un noyau considérable, réduisant presque à rien le corps cellulaire ; chez les Vers, une particularité semblable s'observe dans certaines cellules de l'épithélium buccal, etc.

On voit quelle est ici l'importance de l'histologie zoologique et dans quelles vastes limites se développe l'histoire du myélocyte dès qu'on en poursuit l'étude dans les divers groupes de la Série. C'est alors surtout qu'il ne peut plus être assimilé à un humble noyau, facile à confondre avec les noyaux de la substance conjonctive ; plus on multiplie les recherches, mieux on voit s'affirmer sa nature franchement cellulaire.

Les dimensions de cette cellule sont toujours très minimes (2), mais un tel caractère ne saurait modifier la valeur

(1) Ranvier, *Traité technique d'histologie*, p. 931.
(2) Chez les Mammifères, on décrivait les myélocytes comme variant

propre de l'élément. On y retrouve toutes les parties essentielles de la cellule : envahi par le noyau exceptionnelle-
ment développé, le corps protoplasmique n'occupe jamais
qu'une faible étendue et peut être méconnu dans un examen rapide; son existence est pourtant incontestable. Non
seulement, en employant une technique appropriée, on
arrive toujours à le distinguer, mais il s'affirme par toutes
les propriétés qui caractérisent le protoplasma somatique
de la cellule. Parfois même il se différencie à sa périphérie, ébauchant une sorte de membrane qui demeurera
toujours très vaguement indiquée. D'autre part ce protoplasma, souvent granuleux, peut donner naissance à des
produits pigmentaires ou adipeux. On ne saurait donc
nier aucun de ses attributs fonctionnels.

En dehors de son grand développement, le noyau offre
chez les Invertébrés quelques particularités intéressantes
et révèle assez fréquemment l'existence d'un nucléole bien
distinct des granulations nucléaires; dans certains cas,
on peut voir deux nucléoles coexistant dans le même
noyau.

Je ne reviendrai pas sur ce qui concerne les variations de l'élément ainsi constitué; les détails dans lesquels je suis entré précédemment suffisent à établir qu'il
représente une vraie cellule, non un noyau libre. Quant à
revendiquer pour cette cellule une spécificité fondée sur
les dimensions exceptionnelles du noyau, ce serait une

entre 6μ. et 13μ.; on a vu, par les descriptions résumées dans ce mémoire, que chez les Invertébrés les diamètres minima et maxima sont
compris en moyenne entre 9μ. et 15μ.. Le myélocyte ne représentant plus
qu'une forme de la cellule nerveuse, ces chiffres perdent d'ailleurs singulièrement de leur importance.

thèse que nul biologiste ne voudrait soutenir en présence des nombreux exemples mentionnés plus haut et montrant avec quelle fréquence ce caractère s'observe dans les cellules animales.

Mais, si l'on refuse au myélocyte toute autonomie, si l'on renonce à le considérer comme une espèce histologique distincte, quelle signification doit-on lui attribuer?

V. L'histogénèse fournit déjà, pour élucider cette question, des notions qui ne laissent pas d'offrir un réel intérêt.

On sait que chez les Mammifères la substance grise embryonnaire est essentiellement formée de noyaux entourés de minces corps cellulaires. La partie somatique de ces jeunes cellules (1) se développe ultérieurement dans des proportions très variables : sur certaines parties du névraxe (cornes antérieures, etc.), le corps cellulaire croîtra rapidement, atteindra de grandes dimensions et formera ainsi les grosses cellules nerveuses; ailleurs (cornes postérieures, etc.), cette croissance du corps cellulaire sera plus limitée et l'élément prendra place parmi les petites cellules nerveuses; enfin dans d'autres régions (couche corticale interne du cervelet, etc.), le corps cellulaire demeurera tel qu'il était à la période embryonnaire, le noyau conservera sa prééminence apparente et caractérisera cette forme qu'on avait considérée, bien à tort, comme un

---

(1) Je crois devoir insister sur ce terme de jeunes cellules nerveuses, car il s'agit ici d'éléments dont la signification se trouve déjà établie par leurs caractères généraux (gros noyaux, etc.); je laisse de côté ce qui a trait à la filiation de ces cellules et aux états antérieurs qui pourraient s'observer, car je ne saurais aborder une telle digression sans sortir de mon sujet.

élément spécial, tandis que ce prétendu myélocyte ne doit être regardé que comme une simple variété de la cellule nerveuse.

Chez les Invertébrés, l'étude du développement conduit à une conclusion identique : les futures cellules nerveuses se montrent d'abord formées par un gros noyau qu'entoure une zone de protoplasma toujours très mince.

L'aire protoplasmique est essentiellement molle, semi-fluide, difficile à délimiter en raison de sa faible étendue et de l'irrégularité de ses contours.

Cette irrégularité se trouve compliquée par les rapports et la dissémination des prolongements qui émanent du protoplasma. On observe de nombreuses variations dans le nombre et la longueur de ces prolongements qui, d'une façon générale, sont moins multiples que chez les Vertébrés. Ce qui mérite d'être noté, c'est l'identité morphologique qui se manifeste constamment entre tous ces jeunes éléments nerveux, quelle que soit l'espèce animale sur laquelle on en suit l'évolution.

Toujours l'élément se montre d'abord sous l'aspect d'une cellule dont le noyau est volumineux, tandis que le protoplasma est presque inappréciable, difficile à mettre en évidence, semblant ne former qu'une sorte de nuage autour du noyau; puis, plus ou moins rapidement suivant les cas, on voit l'élément se modifier pour acquérir tous les caractères de la cellule nerveuse telle que chacun la connaît.

VI. Les faits révélés par l'histologie zoologique ne le cèdent en rien à ceux que l'histogénèse permet de recueillir, et c'est ici surtout que de semblables recherches montrent quel concours elles peuvent prêter à la biologie générale.

Si l'étude exclusive des Mammifères et des animaux voisins était insuffisante pour faire connaître la structure du myélocyte, elle se trouvait encore plus impuissante lorsqu'il s'agissait d'en déceler la véritable nature.

Ne pensant pas devoir élever le myélocyte au rang de cellule, souvent exposés à le confondre avec les noyaux conjonctifs, les observateurs hésitaient à se prononcer sur sa parenté histique, le regardant tantôt comme de nature nerveuse, tantôt comme de nature conjonctive.

Cette confusion cesse dès qu'on interroge les divers types de la Série : partout le myélocyte s'affirme comme un élément nerveux. Qu'on l'examine soit dans sa localisation anatomique et dans ses rapports, soit dans ses variations morphologiques, toujours on devra lui reconnaître cette valeur.

L'existence de prolongements émanant du corps cellulaire et assurant les relations de l'élément, achève d'établir son exacte signification. Je me suis trop longuement étendu sur ce caractère pour qu'il soit nécessaire de l'invoquer de nouveau; c'est à peine si j'insisterai sur les variations offertes par les prolongements, variations qui réclament encore quelque attention.

En retraçant la constitution du myélocyte, j'ai décrit ses divers aspects : bipolaire, unipolaire, quelquefois multipolaire. Ces dissemblances ne sont pas fortuites, elles sont déterminées par des variations correspondantes dans la forme et les prolongements des cellules normales.

Les Pentastomes m'ont fourni à cet égard un premier

sujet de démonstration, et bientôt l'on a pu juger de la constance et de l'importance d'un rapport qui n'a jamais cessé de se manifester : là où les myélocytes revêtent surtout la forme unipolaire, les cellules nerveuses la présentent aussi fréquemment, de même pour la forme bipolaire, etc. Chez les Annélides, par exemple, où les cellules nerveuses sont le plus souvent unipolaires, les myélocytes se montrent presque constamment sous le même aspect. Cette corrélation établit la véritable nature du myélocyte, mais ne doit pas nous surprendre, car nous savons que c'est en réalité toujours le même élément, l'état myélocytique ne différant de l'état franchement cellulaire que par une sorte d'arrêt de développement.

Dans tous les groupes zoologiques on retrouve les mêmes affinités, toujours intimes, entre les myélocytes et les cellules nerveuses : chez les Linguatules, les Crustacés, les Limnées, les Cyclostomes, etc., on découvre tous les états de passage entre la cellule nerveuse ordinaire et le myélocyte.

Ainsi suivi chez les animaux les plus dissemblables, celui-ci témoigne donc d'une parenté tellement étroite avec la cellule nerveuse, qu'on ne peut conserver en sa faveur une espèce histologique particulière. Il ne suffit pas d'avoir montré l'exacte signification du myélocyte, il faut encore établir qu'il ne peut aucunement représenter un type distinct. Je crois avoir donné à cet égard une démonstration suffisante et appuyée sur des preuves certaines.

D'ailleurs quels caractères pourrait-on invoquer pour justifier une pareille conception? La prééminence du noyau

et la réduction du corps protoplasmique? Mais ce sont là
de simples particularités qui, déjà très secondaires par elles-
mêmes, comme on a pu s'en convaincre, achèvent de per-
dre toute importance quand on se reporte aux états intermédiaires qui les relient aux formes normales de la cellule
nerveuse.

VII. Inadmissible au point de vue de l'histogénèse et de
l'histologie zoologique, l'autonomie du myélocyte pourrait-
elle être plus justement maintenue sous le rapport fonc-
tionnel? Dans l'état de nos connaissances, la question ne
peut être abordée qu'avec une extrème réserve, et les résultats exposés dans ce mémoire montrent qu'il y aurait
maintenant quelque imprudence à affirmer que « le myélocyte constitue l'élément fondamental du système nerveux ». Tout prouve, au contraire, qu'il ne représente
qu'une des variétés de la cellule nerveuse. Mais, en adop-
tant cette opinion, qui est la seule conforme à la vérité,
on peut rapprocher certains faits intéressants.

Dès la création même du type myélocyte, les anthropo-
tomistes ont signalé sa localisation dans la substance
grise du névraxe et dans la région moyenne de la rétine.
Or, chez les Invertébrés, on vient de voir les cellules nerveuses ainsi caractérisées se grouper suivant un mode fort
analogue : on les trouve surtout dans les ganglions qui
possèdent la plus haute valeur physiologique et qui donnent naissance aux nerfs de sensibilité spéciale ; d'autre
part, chez les animaux pourvus d'yeux rétiniens, on les
observe fréquemment dans le voisinage des bâtonnets
optiques. Il serait difficile d'imaginer une concordance

plus absolue entre les faits constatés chez les Vertébrés et chez les Invertébrés.

Ces notions pourraient être utilement invoquées pour l'exacte appréciation des fonctions qu'il convient d'assigner respectivement aux diverses parties du tissu nerveux dans les différents types de la Série ; mais ce sujet étant du domaine de la physiologie, je ne crois pas devoir le développer davantage.

VIII. Les faits qui viennent d'être exposés, puis rapprochés et discutés, se résument en deux conclusions principales :

1° Loin d'être un noyau libre, le prétendu myélocyte est une véritable cellule; on ne saurait donc le considérer comme une forme spéciale et purement nucléaire.

2° La cellule décrite sous le nom de myélocyte ne peut être regardée comme un élément nerveux distinct ; elle ne représente qu'une des nombreuses variétés de la cellule nerveuse.

Ces résultats ont exigé de longues et minutieuses observations : aussi m'estimerais-je heureux s'ils pouvaient contribuer à mettre en évidence tout l'intérêt qui s'attache aux études d'histologie zoologique.

VIII

EXPLICATION DES FIGURES.

Fig. 1.

Linguatule du Caïman (*Pentastomum oxycephalum*). Cellules nerveuses.

Fig. 2.

Linguatule du Caïman. Myélocytes. Ces figures, dessinées sous le même grossissement ($\frac{740}{1}$) montrent la profonde similitude qui existe entre les cellules nerveuses proprement dites et les myélocytes.

Fig. 3.

Échiure de Pallas. Myélocyte bipolaire avec noyau et nucléole ($\frac{850}{1}$).

Fig. 4.

Échiure de Pallas. Myélocyte unipolaire; forme plus fréquente ($\frac{850}{1}$).

Fig. 5.

Échiure de Pallas. Myélocyte multipolaire ($\frac{820}{1}$).

Fig. 6.

Échiure de Pallas. Myélocyte d'aspect apolaire ($\frac{850}{1}$).

Fig. 7.

Échiure de Pallas. Groupe de deux myélocytes unipolaires dont les prolongements sont accolés ($\frac{550}{1}$).

Fig. 8 et 9.

Pontobdella muricata. Myélocytes unipolaires avec noyau et nucléole ($\frac{820}{1}$).

Fig. 10.

Pontobdella muricata. Myélocyte unipolaire avec deux nucléoles ($\frac{820}{1}$).

Fig. 11.

Pontobdella muricata. Myélocyte d'aspect apolaire ($\frac{820}{1}$).

Fig. 12.

Pontobdella muricata. Myélocyte d'aspect également apolaire, mais plus grossi ($\frac{850}{1}$).

Fig. 13.

Pontobdella muricata. Groupe de deux myélocytes unipolaires dont les prolongements sont réunis ($\frac{500}{1}$).

Fig. 14.

Arénicole des Pêcheurs (*Arenicola piscatorum*). Myélocyte unipolaire avec noyau fortement granuleux et nucléolé ($\frac{850}{1}$).

Fig. 15.

Arénicole des Pêcheurs. Myélocyte bipolaire ; forme rare ($\frac{850}{1}$).

Fig. 16.

Sangsue médicinale (*Hirudo medicinalis*). Myélocyte unipolaire avec noyau granuleux ($\frac{800}{1}$).

Fig. 17.

Sabelle vésiculeuse (*Sabella vesiculosa*). Myélocyte unipolaire ($\frac{850}{1}$).

Fig. 18.

Sabelle vésiculeuse. Myélocyte bipolaire ($\frac{850}{1}$).

FIG. 19.

Sabelle vésiculeuse. Myélocyte d'aspect apolaire ($\frac{850}{1}$).

FIG. 20, 21, 22.

Térébelle géante (*Terebella gigantea*). Diverses formes de myélocytes unipolaires. Le noyau montre un grand nombre de granulations pigmentaires jaunes (*fig.* 20 et 21) ou brunâtres (*fig.* 22). ($\frac{850}{1}$ pour les *fig.* 20 et 21 ; $\frac{800}{1}$ pour la *fig.* 22.)

FIG. 23.

Locusta viridissima. Myélocyte unipolaire ($\frac{850}{1}$).

FIG. 24 et 25.

Aeshna grandis. Myélocytes vus à deux grossissements différents ($\frac{650}{1}$) et $\frac{900}{1}$).

FIG. 26.

Vanessa Io. Myélocyte unipolaire, mais dont le prolongement se bifurque promptement ($\frac{750}{1}$).

FIG. 27.

Vanessa Io. Noyaux isolés et montrant leurs granulations groupées en filaments réticulés ($\frac{800}{1}$).

FIG. 28.

Astacus fluviatilis. Myélocyte ($\frac{800}{1}$).

FIG. 29.

Palinurus vulgaris. Coupe passant par un groupe de myélocytes noyés dans la gangue interstitielle ($\frac{800}{1}$).

FIG. 30.

Palinurus vulgaris. Myélocyte isolé ($\frac{850}{1}$).

FIG. 31.

Paguristes maculatus. Groupe de deux Myélocytes rapprochés dans la gangue interstitielle ($\frac{800}{1}$).

FIG. 32.

Limneus stagnalis. Myélocytes groupés en bouquet par leurs prolongements ($\frac{600}{1}$).

FIG. 33, 34, 35 et 36.

Limneus stagnalis. Myélocytes isolés et géminés (*fig.* 35); le grossissement est le même ($\frac{740}{1}$) pour ces quatre figures.

FIG. 37.

Cyclostoma elegans. Myélocyte multipolaire rappelant la forme des cellules nerveuses dites *en araignée* ($\frac{800}{1}$),

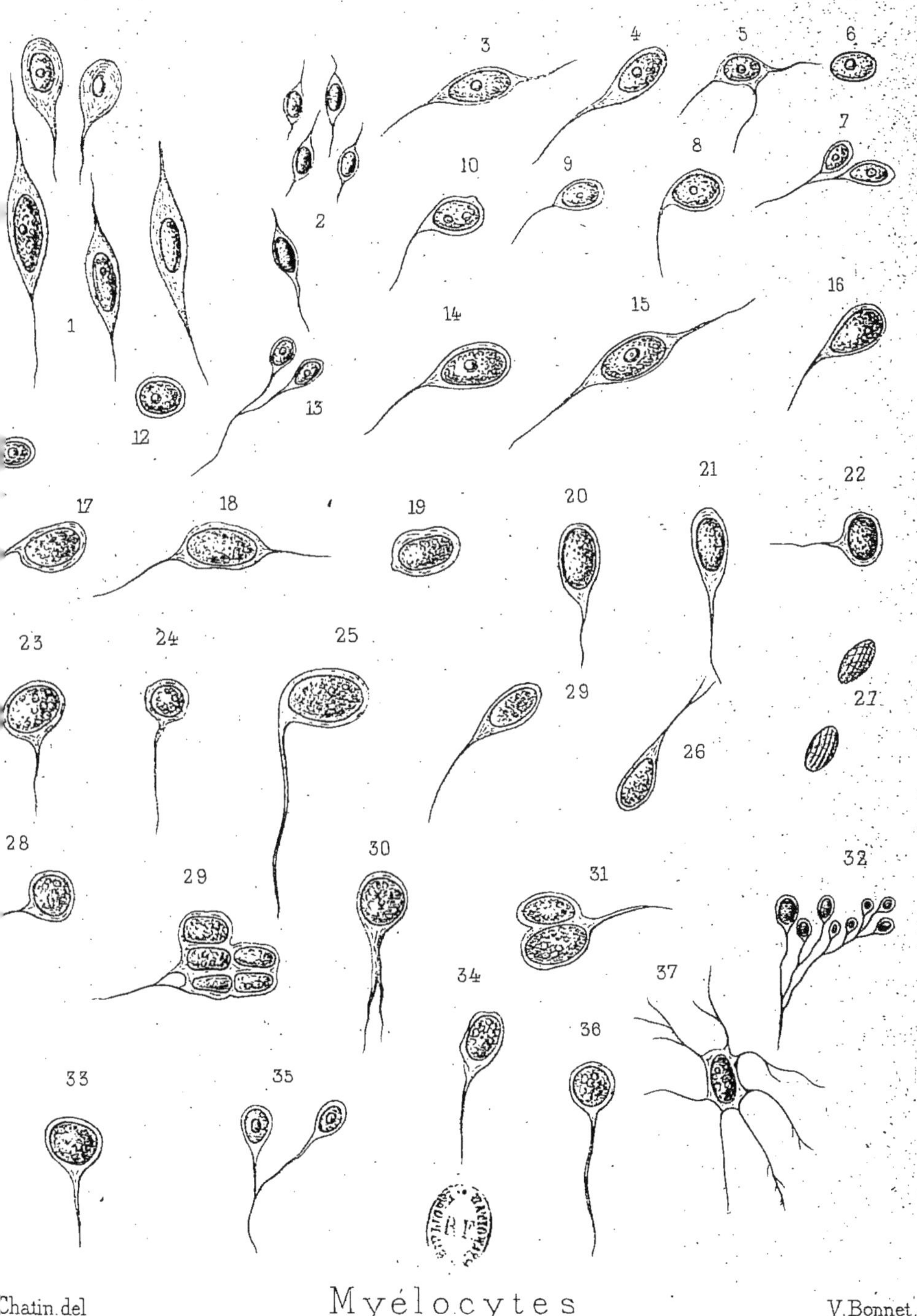

Chatin.del

V.Bonnet.sc

Paris Imp. H. Gény-Gros

TABLE DES MATIÈRES

5025-89. — Corbeil. Imprimerie Crété.

BLANCHARD (R.). — **Traité de zoologie médicale**, par R. Blanchard, professeur agrégé à la Faculté de médecine de Paris. 1890, 2 vol. in-8 de 800 pages, avec 850 fig.. 20 fr.

CAUVET. — **Nouveaux éléments d'histoire naturelle médicale**, par D. Cauvet, professeur à la Faculté de médecine de Lyon. 3ᵉ *édition*. Paris, 1885, 2 vol. in-18 jés., avec 822 fig......................... 12 fr.

DUVAL (Mathias). — **Précis de technique microscopique et histologique**, par Mathias Duval, professeur d'histologie à la Faculté de médecine de Paris. 1 vol. in-18 jésus de 316 pages, avec 43 figures.,......... 4 fr.

ELOUI (Mohammed). — **Recherches histologiques sur le tissu connectif de la cornée** des animaux vertébrés. Paris, 1881, gr. in-8, avec 6 pl. chromolith.. 6 fr.

GIROD (Paul). — **Manipulations de zoologie**. Guide pour les travaux d'histologie animale. *Invertébrés*, par Paul Girod, professeur à la Faculté des sciences de Clermont-Ferrand. Paris, 1889, 1 vol. gr. in-8, avec 25 pl., col., cart.. 10 fr.

— **Manipulations de botanique**. Guide pour les travaux d'histologie végétale. Paris, 1887, 1 vol. gr. in-8, avec 20 pl., cart.............. 7 fr.

HONNORAT (J.). — **Processus histologique de l'œdème pulmonaire.** Paris, 1887, 1 vol. gr. in-8, avec 2 pl................................ 3 fr.

HORTOLÈS (Ch.). — **Processus histologique des néphrites.** Paris, 1881, 1 vol. gr. in-8, avec 5 pl. chromolith............................ 6 fr.

MOREL (Ch.). — **Traité élémentaire d'histologie humaine.** 3ᵉ *édition*. 1880, in-8, avec atlas de 36 planches dessinées d'après nature, par A. Villemin.. 16 fr.

RANVIER (L.). — **Leçons d'anatomie générale** faites au Collège de France, par L. Ranvier, professeur au Collège de France, membre de l'Académie des Sciences. Paris, 1880-81, 2 vol. in-8, avec fig........ 20 fr.

RINDFLEISCH (E.). — **Traité d'histologie pathologique**, 1888, 1 vol. gr. in-8, avec 359 figures.................................. 15 fr.

ROBIN (Ch.). — **Traité du microscope et des injections**, par Ch. Robin, professeur à la Faculté de médecine de Paris. 2ᵉ *édition*, 1 vol. in-8, avec 336 figures et 3 pl. cart................................ 20 fr.

— **Programme du cours d'histologie.** 2ᵉ *édition*, 1 volume in-8. 6 fr.

— **Anatomie et physiologie cellulaires**, ou des cellules animales et végétales, du protoplasma et des éléments normaux et pathologiques. 1 vol. in-8, avec 83 figures................................ 16 fr.

— **Leçons sur les humeurs** normales et morbides. 2ᵉ *édition*, avec 35 figures.................................. 18 fr.

SICARD (H.). — **Éléments de zoologie**, par Henri Sicard, professeur à la Faculté des sciences de Lyon. Paris, 1883, 1 volume in-8, avec 758 figures, cartonné.................................. 20 fr.

5025-89. — Corbeil. Imprimerie Crété.

www.ingramcontent.com/pod-product-compliance
Ingram Content Group UK Ltd.
Pitfield, Milton Keynes, MK11 3LW, UK
UKHW020030100726
13658UKWH00003B/1223